Dʳ Maurice POMMADÈRE

Élève de l'École du Service de Santé Militaire

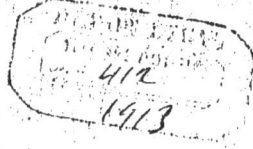

ETUDE

DES

TROUBLES MICTIONNELS

Dans la Tuberculose de la Prostate

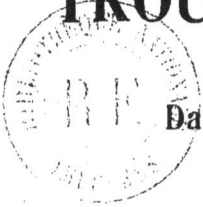

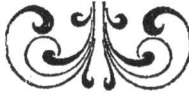

TOULOUSE

Cʜ. DIRION, ʟɪʙʀᴀɪʀᴇ-ᴇ́ᴅɪᴛᴇᴜʀ

22, rue de Metz et rue des Marchands, 33

1913

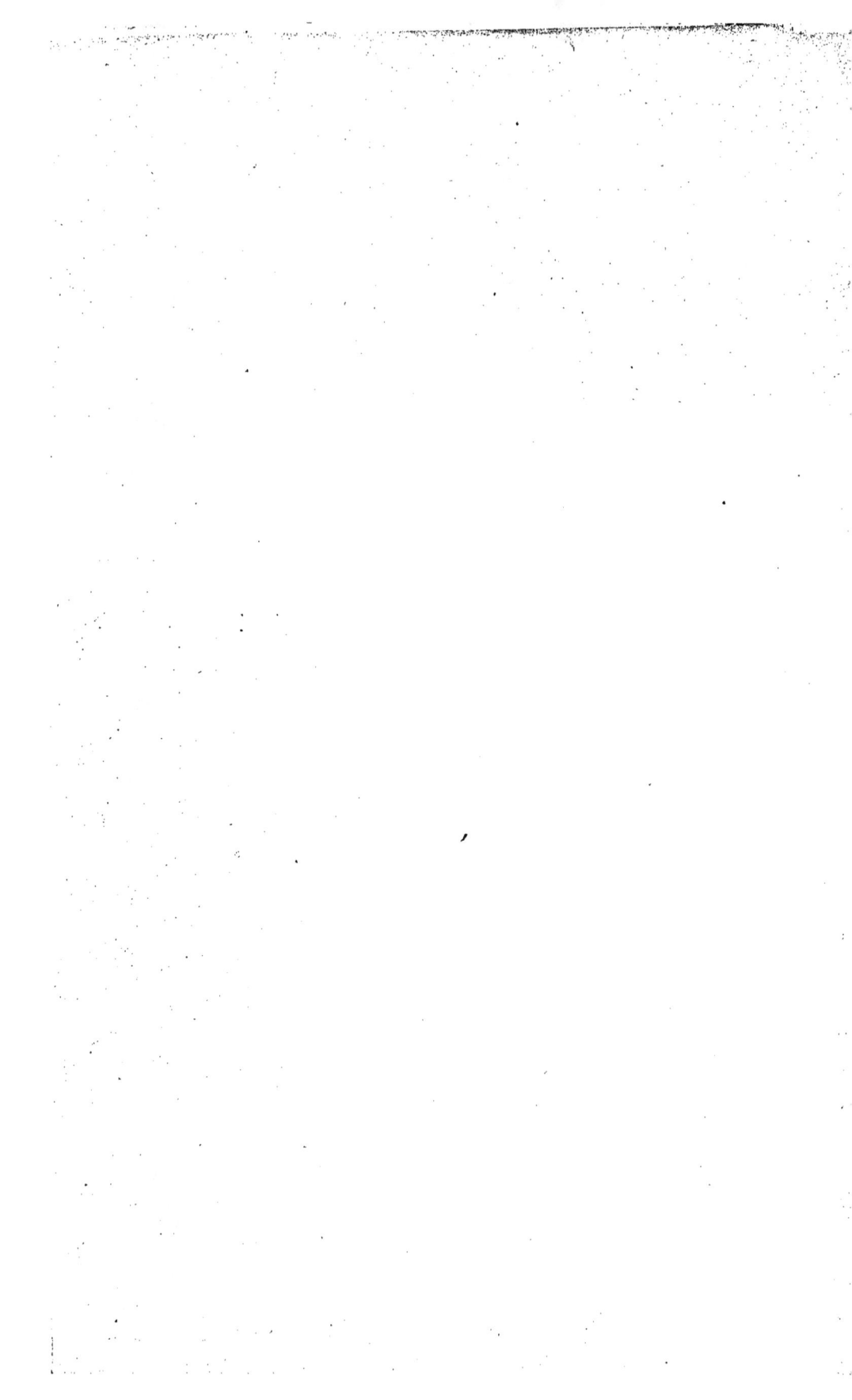

Dr Maurice POMMADÈRE

Elève de l'Ecole du Service de Santé Militaire

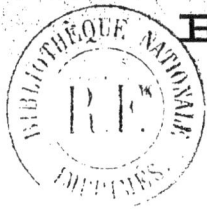

ETUDE

DES

TROUBLES MICTIONNELS

Dans la Tuberculose de la Prostate

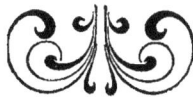

TOULOUSE

CH. DIRION, LIBRAIRE-ÉDITEUR

22, rue de Metz et rue des Marchands, 33

1913

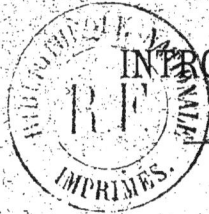

INTRODUCTION

Dans ce modeste travail qui marque, l'achèvement théorique de nos études médicales, nous avons essayé de développer quelques données cliniques relatives à la fonction mictionnelle au cours de la tuberculose de la prostate.

Notre expérience personnelle ne nous permettant pas de traiter le sujet avec l'autorité nécessaire, nous avons eu recours à M. le professeur Rochet, chirurgien-major de l'Antiquaille, qui avec une obligeance extrême a mis à notre entière disposition son laboratoire, ses observations et surtout ce qui nous fut bien utile : ses conseils. Grâce à sa direction éclairée nous avons pu mener à bonne fin notre étude. Nous sommes heureux de pouvoir lui manifester notre profonde reconnaissance.

Nous remercions également M. le professeur agrégé Thévenot qui, non seulement nous donna l'idée de notre travail mais encore nous aida dans nos recherches.

Lorsqu'on parcourt des observations de malades atteints de tuberculose de la prostate on est tout de suite frappé par ce fait que la raison de l'entrée de ces malades à l'hôpital est toujours la même ; c'est un trouble de la fonction mictionnelle.

Cette raison est à peu près constante dans tous les cas de bacillose prostatique et elle est comme une sorte de leit-motiv qui revient au début de l'histoire de chaque malade. En effet, ce sont ces troubles qui attirent surtout l'attention du malade dès le début de l'affection et qui plus tard l'absorbent tout entier, le font souffrir, et l'empêchent de vaquer à ses occupations. C'est pourquoi il nous a paru intéressant de développer l'étude clinique de ces troubles mictionnels au cours de la tuberculose prostatique et surtout de rechercher les rapports étroits qui existent entre ces troubles et les lésions bacillaires de la prostate. A la fin de cette étude nous indiquerons la thérapeutique que l'on aura à employer le plus souvent non pour guérir radicalement l'affection mais surtout pour calmer ces troubles mictionnels douloureux et graves par leurs conséquences.

Voici la divison que nous avons adopté pour exposer notre sujet :

Chapitre premier. — Rappel des formes anatomiques principales de la tuberculose de la prostate.

Chapitre II. — Les gros symptômes classiques de l'affection.

Chapitre III. — Le retentissement de la lésion sur la miction elle-même.

Chapitre IV. — Influence des formes et du degré de l'affection sur les troubles mictionnels.

Chapitre V. — Les conséquences des troubles mictionnels.

Chapitre VI. — Les indications thérapeutiques qu'ils engendrent.

A la fin de notre étude, nous avons essayé de résumer le tout en quelques propositions et nous avons joint quelques observations toutes inédites, provenant du laboratoire d'Urologie de l'Antiquaille et que M. le professeur Rochet a gracieusement mis à notre disposition.

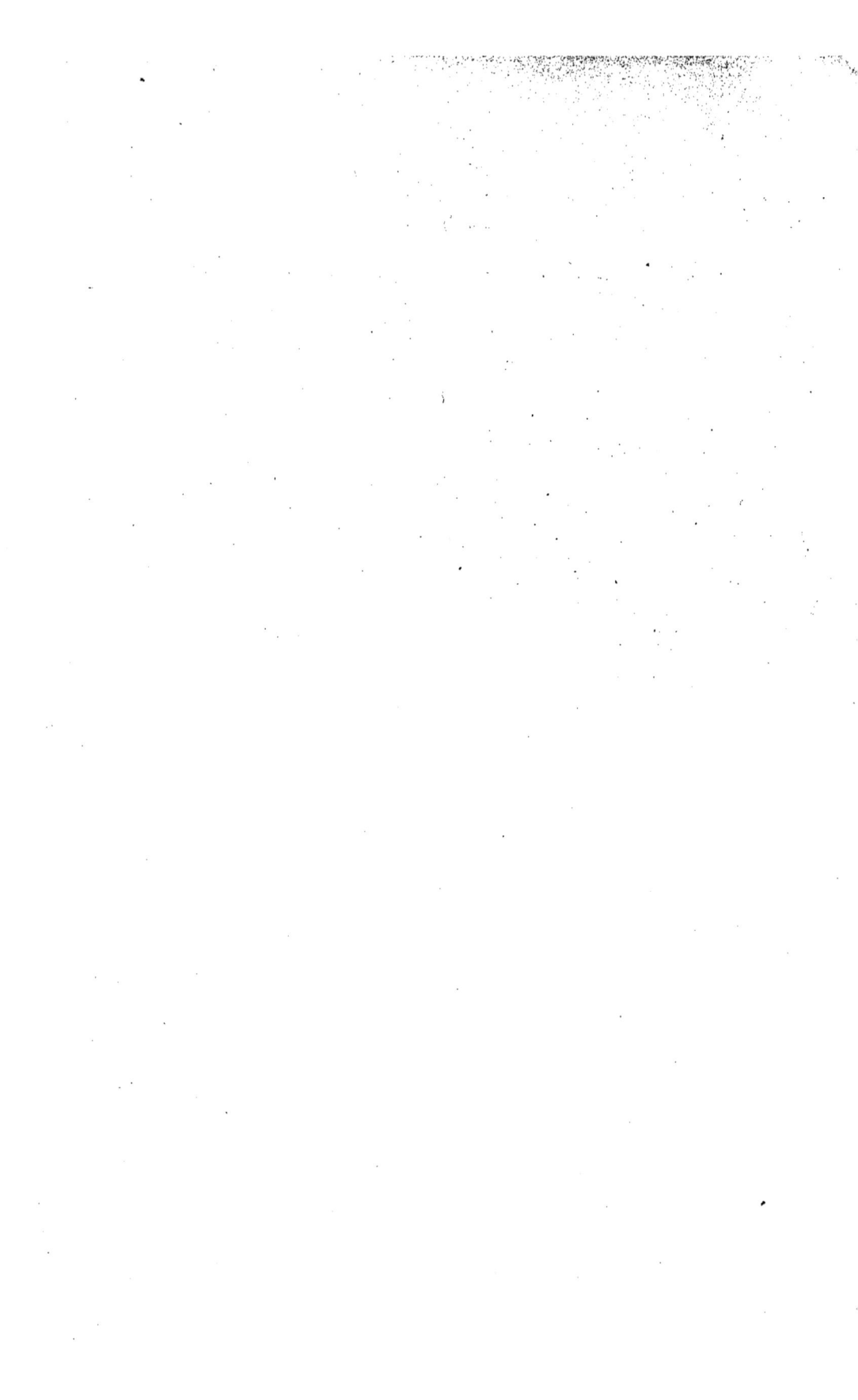

CHAPITRE PREMIER

Rappel des formes anatomiques principales de la tuberculose de la prostate

La tuberculose de la prostate, assez rarement observée comme lésion primitive et isolée, est au contraire une des localisations les plus communes au cours de la tuberculose chronique de l'appareil génito-urinaire.

Le pourcentage varie très peu suivant les auteurs ; de 75 à 80 pour 100 de fréquence dans les cas de tuberculose uro-génitale pour le professeur Rochet, de 70 à 75 pour 100 pour Noël Hallé.

La tuberculose de la prostate est une affection de l'adulte. En effet, elle apparaît le plus souvent à l'époque de l'activité sexuelle. Elle est rarement observée chez le vieillard et l'enfant. Elle se développe sous l'influence du bacille de Koch, évoluant dans un terrain préparé par l'hérédité et certaines circonstances que nous envisagerons rapidement dans le cours de ce chapitre .

L'infection de la prostate par le bacille de Koch peut être primitive ou secondaire.

a) *Primitive.* — La contamination prostatique peut se faire par voie sanguine. C'est l'infection dite hématogène, c'est-à-dire l'apport direct du bacillé par les vaisseaux sanguins dans le parenchyme prostatique. Dans ce mode d'infection l'agent tuberculeux a pénétré dans l'organisme par les portes d'entrée habituelles, puis a été charrié dans le torrent circulatoire. Rien n'est plus logique de croire que la prostate est alors le lieu d'élection primordial de la bacillose au même titre que le poumon ou qu'une articulation par exemple.

Mais à côté de cette infection sanguine Verneuil a soutenu l'hypothèse de la contagion de la prostate, en dehors de toute autre lésion bacillaire préexistante par le coït avec une tuberculeuse. Cet auteur a signalé également une contagion accidentelle bien spéciale : c'est le cas d'une apparition de tuberculose de la prostate à la suite d'une cathétérisme septique. On a sondé un tuberculeux ; la sonde n'a pas été soigneusement lavée ; on s'en sert chez un malade atteint de retrécissement prostatique. Sous la double influence de la lésion locale (cause favorisante) et de l'inoculation du bacille de Koch par l'instrument contaminé (cause déterminante) peut se déclarer une tuberculose prostatique. Mais ce dernier mode de contagion n'a été signalé encore dans aucune observation et on ne peut accorder de valeur à cette hypothèse bien séduisante de Verneuil.

b) *Secondaire.* — C'est la forme la plus fréquente. Tout comme dans la forme primitive, la contamination prostatique peut se faire par la voie sanguine. Mais il semble que l'extension à la prostate de la généralisation des lésions tuberculeuses

déjà manifestes, par le courant sanguin ne soit
pas le mode habituel.

En effet, les lésions bacillaires des organes génito-urinaires sont assez peu fréquentes chez les
phtisiques. Reclus indique une très faible propor-
tion ; deux tuberculeux génito-urinaires sur 100
phtisiques. De plus dans la moitié des cas de tuberculose uro-génitale les poumons sont indemnes
de toute atteinte tuberculeuse. Sur 176 autopsies,
Villard n'a trouvé rien de particulier aux poumons
dans 63 cas, c'est-à-dire dans 35 pour 100 des cas.

C'est donc d'une autre façon que se fait en général la contagion ; c'est par l'intermédiaire du
système génito-urinaire.

En effet, la glande prostatique, comme l'a dit le
professeur Rochet, « placée à la fois sur le passage
de l'urine et du sperme est facilement contagionnée
par ces liquides s'ils sont chargés de virus tuberculeux. » Donc nous aurons deux origines à envisager : l'origine urinaire de la tuberculose de la prostate ou bien l'origine génitale. Quelle est la plus
fréquente ? Les auteurs ne sont guère d'accord là-
dessus. Pour Thompson l'origine urinaire prédo-
mine. Au contraire pour Jamin, Delfau, Godart et
Dolbeau, l'origine génitale serait la plus fréquente. Dans les quelques cas d'observation de tuberculose prostatique qu'il nous a été permis d'étudier
et que M. le professeur Rochet a gracieusement mis
à notre disposition, il nous a semblé que l'origine
génitale était la plus commune. En effet, nous
avons trouvé une origine nettement génitale, c'est-

à-dire une tuberculose génitale antérieure à la tuberculose prostatique et la précédant pour ainsi dire dans 40 pour 100 des cas de tuberculose de la prostate que nous avons pu étudier.

Quoiqu'il en soit, que la tuberculose prostatique soit primitive ou secondaire, l'agent qui la provoque est toujours le même : c'est le bacille de Koch ; seule, la façon dont il arrive à la glande varie. Mais une fois installé dans le parenchyme de cette glande il y produira les lésions anatomiques caractéristiques de la tuberculose. Nous aurons donc à envisager le processus commun de toute lésion tuberculeuse c'est-à-dire les granulations, les tubercules, la fonte caseeuse les abcès et les fistules. Sans en faire une étude complète, nous rappellerons simplement ces différentes formes anatomiques qui représentent autant d'étapes dans l'évolution de la maladie.

Nous dirons peu de chose de la tuberculose miliaire aiguë, caractérisée par de nombreuses granulations initiales, visibles à peine à l'œil nu et qui sont disséminées dans tout le parenchyme prostatique. C'est une forme exceptionnelle dont il n'existe que quelques cas mentionnés au cours de la granulie ou d'une tuberculose aiguë généralisée.

On rencontre plus fréquemment dans la tuberculose prostatique :

1° Les petites granulations ;
2° Les gros noyaux tuberculeux ;
3° Les abcès, les cavernes, les fistules.

1° *Les petites granulations élémentaires* grises et transparentes, où déjà opaques qui sont peu distinctes sur la coupe de la glande. Elles sont presque inappréciables en clinique, car à ce moment la glande est simplement tuméfiée par une congestion générale. C'est une forme que l'on constate soit au cours d'une autopsie, soit pendant une intervention sur la prostate. Ces granulations initiales sont presque constamment développées autour des acini, des culs-de-sac glandulaires et de leurs canaux excréteurs.

Plus rarement on a observé des granulations dans le stroma prostatique, sans rapport avec les glandes, surtout dans la zone périuréthrale.

Le bacille de Koch a été constaté au niveau de l'épithélium glandulaire.

2° *Les gros noyaux tuberculeux* crus ou caséeux, du volume d'un grain de millet à celui d'un pois, ou même d'une noisette et formés par la confluence des granulations initiales. Ces nodules infiltrent la glande en nombre variable indurent son parenchyme et par suite sont assez appréciables cliniquement. En effet, la prostate est alors augmentée de volume et sa forme est altérée par la saillie des nodules périphériques ; sa consistance est inégale, avec des bosselures dures ou molles. Ces nodules sont inégalement répartis dans les deux lobes. Les plus souvent il y a prédominance des lésions dans un lobe avec une intégrité relative de l'autre lobe. Et très souvent lorsqu'un lobe est pris on trouve une tuberculose en évolution sur le testicule correspondant.

Ces gros tubercules ne sont pas des formes définitives ; ils subissent l'évolution de tout tubercule et qui se fait suivant deux modes différents :

a) L'enkystement fibreux ;

b) Le ramollissement.

Les tubercules enkystés sont constitués par un véritable bloc caséeux, homogène, granuleux, sans aucun élément cellulaire distinct et entouré au début par une zone où l'on distingue des éléments leucocytaires et des vestiges glandulaires. Plus tard apparaît une gangue conjonctive, fibreuse, formant une sorte de capsule dans laquelle le noyau caséeux est enkysté. Le tissu prostatique normal succède sans aucune sorte de transition à cette capsule. Ce tubercule ainsi enkysté peut alors disparaître par résorption, laissant après lui un simple nodule fibreux cicatriciel ; c'est la guérison.

Au contraire, dans le ramollissement la substance caséeuse devient pâteuse, diffluente, puriforme. C'est ainsi que l'abcès tuberculeux va se constituer.

3° *Les abcès, les cavernes et les fistules* qui sont le résultat de la fonte et de la suppuration des noyaux tuberculeux. L'abcès constitué envahit progressivement les tissus périphériques, s'accroît ainsi et tend à se porter soit vers l'urèthre, soit vers la capsule prostatique. Il finit par s'ouvrir dans le canal et ainsi se constitue la caverne prostatique.

Les cavernes peuvent êtres multiples et petites ou au contraire très volumineuses, occupant tout un lobe prostatique, quelquefois même toute la glande. Le plus souvent ces cavernes s'ouvrent dans l'urèthre par un orifice à peu près arrondi et plus ou moins volumieux. Quelquefois même la destruction a porté sur l'urèthre et celui-ci fait totalement défaut dans son trajet prostatique. On observe à la place, une cavité qui est celle de la caverne destructice.

D'autre fois dans le cas de caverne totale l'urèthre a été partiellement respecté par le processus de destruction, et ce qui reste du canal uréthral traverse à la manière d'un pont la caverne du col à la région membraneuse.

Les abcès peuvent s'ouvrir autre part que dans l'urèthre. Ils peuvent franchir les limites de la glande, détruire la capsule prostatique et s'étendre dans les régions avoisinantes. C'est ainsi que le périnée, le rectum, le tissu cellulaire prévésical, le cul de sac vésico-rectal peuvent être envahis. Des fistules multiples se forment aboutissant à ces diverses régions. Les plus fréquentes sont les fistules périnéales, uréthro-rectales, et prostato-vésicales.

Marwedel et Klebs ont signalé une forme exceptionnelle de tuberculose prostatique : c'est la tuberculose caséeuse massive. La prostate est transformée en un bloc caséeux ou caséo-crétacé, en kysté par la capsule fibreuse épaissie. C'est en somme comme le fait remarquer Hallé une nécrose ca-

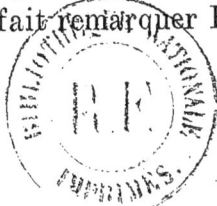

séeuse totale analogue à celle qui s'observe fréquemment dans le rein.

En résumé, ce qu'il faut retenir de ces rapides
considérations étiologiques, pathogéniques et ana-
tomo-pathologique de la tuberculose de la prostate:
c'est que c'est une maladie de l'adulte due au bacille
de Koch évoluant dans un terrain préparé par l'hérédité et certaines circonstances dont la plus im-
portante est l'inflammation blennorrhagique de
l'urèthre postérieur.

Son anatomie pathologique est celle de toute lésion tuberculeuse, et suit le même processus : granulations, tubercules, fonte caséeuse, abcès et fistule.

CHAPITRE II

Les gros symptômes classiques de l'affection

Dans ce rappel des symptômes de la tuberculose de la prostate, nous nous attarderons très peu à l'étude des signes qui se manifestent dès les phases premières de la tuberculisation de la prostate, mais nous étudierons surtout la symptomatologie de la mladie confirmée.

En effet, la tuberculose de la prostate au début peut passer inaperçue. Mais il ne faut pas croire que cette période qui, au point de vue anatomique correspond à la périodes des simples granulations soit « muette cliniquement » pour employer l'expression même du professeur Rochet. S'il n'est pas possible de percevoir ces granulations initiales on peut les les deviner et même soupçonner la région de la prostate dans laquelle elles se développent. En effet, il existe toujours un état plus ou moins congestif de toute la glande lorsque son parenchyme présente quelques granulations en évolution. En un mot il peut y avoir une prostatite plus ou moins accusée et qui se traduit par deux sortes de symptômes, les uns rectaux et les autres uréthraux. Les premiers consistent en un peu de constipa-

tion, une certaine gêne, quelquefois même une légère douleur pendant la défécation au moment où
le bol fécal glisse sur la face rectale de la prostate;
quelquefois même le malade éprouve une sensation
de ténesme. Mais ces signes sont si peu accentués
que le plus souvent ils passent inaperçus ; le malade n'y prête pas attention et souvent lorsqu'il les
a remarqués il ne s'en inquiète guère et ne vient
pas consulter un médecin. Tels sont les petits signes observés au début de la tuberculose de la prostate mais lorsque les granulations initiales sont localisées au niveau de la face rectale de la glande
et c'est là une des localisations les plus fréquentes.
Bien moins souvent en effet les granulations initiales évoluent vers l'urèthre. Dans ce cas les signes observés attirent surtout l'attention du côté
de l'urèthre et rappellent au premier abord les
symptômes d'une urétrite postérieure chronique.
Le malade éprouve des douleurs à la miction, surtout à la fin ; il présente un peu de pollakiurie
avec des besoins impérieux ; quelquefois même on
constate un léger écoulement urétral qui peut faire
croire après un examen hâtif à une vulgaire urétrite. Aussi Desnos a-t-il pu dire que « toute urétrite qui s'éternise doit faire penser à un début de
tuberculose ».

Il convient de retenir simplement de ces quelques données que le début de la tuberculose de la
prostate peut passer inaperçu ou bien alors provoquer deux ordres de troubles :

1° Des troubles de la défécation lorsque les granulations évoluent loin de l'urèthre vers la face rectale de la glande.

2° Des troubles de la miction lorsque ces granulations initiales sont localisées du côté de l'urèthre.

Mais les lésions ne s'en tiennent pas aux simples granulations simples. En effet, celles-ci évoluent et ne tardent pas à aboutir à la formation de véritables nodules. A ce moment les troubles observés se précisent de plus en plus et il est plus facile d'établir le diagnostic. De plus le toucher rectal qui au début ne donnait qu'une sensation confuse de tension au niveau de la prostate, renseigne alors très bien. En effet, comme dit M. le professeur Rochet « si la tuberculose prend naissance un peu partout dans la glande c'est plutôt dans la périphérie que dans le centre même de la prostate que grossissent les noyaux tuberculeux, il semble que bridés au centre par l'urèthre et le col vésical, ils portent de bonne heure leur floraison vers les couches externes des lobes latéraux, du côté du rectum où leurs masses peuvent s'épanouir plus à l'aise». Il s'en suit que le toucher rectal sera fertile en renseignements. D'abord il révèlera une sensibilité plus grande de la glande ; en second lieu une augmentation de volume portant soit sur toute la glande, soit sur un seul lobe comme c'est le cas le plus fréquent ; de plus, la surface des lobes prostatiques apparaît irrégulière, bosselée et comme parsemée de grains de plomb de grosseur variable. La consistance de la glande à ce moment est telle que Richet a pu dire qu'elle semblait « injectée au suif »; en effet, la prostate est dure en totalité et bossuée de mamelons qui déforment singulièrement la surface des lobes.

Lorsque les tubercules sont arrivées à la période de ramollissement et de fonte, et ont donné lieu à la formation d'abcès les indications fournies par le toucher rectal sont un peu modifiées. A côté des nodules restés durs le doigt perçoit au niveau des points ramollis, une sensation spéciale qui a été comparée à la sensation que l'on éprouve en enfonçant le doigt « dans une étoffe tendue lâchement dans un cadre rigide ». Ces points ramollis correspondent à des abcès ou des cavernes remplis de pus caséeux et en communication avec le canal de l'urèthre. Aussi on peut trouver, quand le cathéterisme est praticable du spasme urétral, de la douleur provoquée par le passage de la sonde au niveau de la prostate et le talon de la boule, peut ramener des sécrétions purulentes, dont l'examen microscopique sera d'une très grande utilité. Mais le plus souvent la douleur et le spasme empêchent toute manœuvre d'exploration. Un seul renseignement de peu de ressource pour le diagnostic est l'hémorragie observée à la suite du cathéterisme. En effet, il semble que l'urèthre saigne plus facilement dans la tuberculose prostatique que dans les autres affections.

A la période des abcès et des cavernes la sonde peut s'égarer dans une caverne et préparer une fausse route. De plus la sonde ramène alors au lieu de l'urine vésicale, du pus grumeleux, épais et cré-

meux très caractéristique et qui ne laisse subsister
aucun doute sur le diagnostic.

Il est une autre méthode qui si elle était possible serait d'un très grand secours ; c'est l'endoscopie. Malheureusement le plus souvent on se heurte
à de telles difficultés qu'il est impossible de la pratiquer.

Ces divers signes physiques que nous venons d'é-
tudier et que le médecin doit toujours rechercher
pour établir nettement le diagnostic de tuberculose
prostatique, ne sont pas les seules manifestations
de cette affection. En effet, le malade a déjà res-
senti certains troubles fonctionnels qui permettent
au médecin d'orienter son diagnostic. Ces symptômes fonctionnels consistent en des troubles de la
miction, des écoulements urétraux, l'adultération
des urines et des troubles rectaux.

a) Les troubles de la miction apparaissent presque au début de l'affection. Ce sont d'abord de la
pollakiurie, du retard à la miction, c'est-à-dire que
le malade ne peut pas uriner dès l'apparition du
besoin, puis apparaissent des douleurs qui peuvent occuper toute la durée de l'acte mictionnel, ou
bien n'exister que pendant une partie de la miction
soit avant, pendant ou après.

On peut observer diversement soit de la retention
soit de l'incontinence.

Mais nous ne faisons que signaler rapidement
ces troubles mictionnels, nous réservant de les étudier d'une façon plus approfondie dans le chapitre

suivant qui aura pour objet le véritable sujet de no_
tre étude.

b) L'écoulement uréthral à première vue rappelle l'aspect du pus blennorragique. C'est la blennorragie tuberculeuse de Ricord. L'origine de cet écoulement peut être l'urèthre, siège d'une inflammation spécifique ou bien les glandules de la prostate
ou encore le parenchyme de la prostate lui-même.
Quelle que soit son origine le pus arrive au meat
par intermittence, soit sous l'influence de la défécation qui agit d'une façon toute mécanique et réa-
lise en somme un massage de la prostate, soit sous
l'influence des dernières contractions vésicales et
perinéales qui marquent la fin de la miction, soit
encore par la pression de la glande par le toucher
rectal. Cet écoulement à l'aspect nettement purulent est souvent caractéristique. Dans les cas dou-
teux, l'examen microscopique tranchera le diagnostic en y révélant le bacille de Koch.

Non seulement il est utile d'examiner le pus qui
s'écoule par le méat, mais encore il est indiqué d'al-
ler chercher du pus au niveau de la prostate à l'aide d'un explorateur à boule qui ramènera sur son
talon la sécrétion prostatique que l'on aura fait
évacuer dans l'urèthre par un léger massage de la
prostate pratiqué en même temps que le cathété
risme.

c) Les urines d'un malade atteint de tuberculose
de la prostate sont le plus souvent adultérées. En effet, si on les laisse déposer dans un vase, elles se
divisent en deux couches : une superficielle claire

et une profonde troublée par du pus et quelquefois des caillots de sang. Si l'on fait l'épreuve des
trois verres on constate le plus souvent que seul le
premier verre est trouble, le deuxième est limpide
et quant au troisième qui contient l'urine de la
fin de la miction il présente des stries sanglantes
qui correspondent aux dernières gouttes expulsées.

Le sang émis dans les urines est toujours en
quantité minime et ce n'est pas à proprement parler une véritable hémorragie. De plus il apparaît
toujours à la fin de la miction, colorant les dernières gouttes expulsées. C'est une hématurie vraiment
terminale. C'est un symptôme du début de l'affection et c'est ce qui la fait comparer (Desnos) aux
hémoptysies des phtysiques pulmonaires avec laquelle elle a beaucoup d'analogie. Elle est due à la
congestion provoquée dans la prostate par la présence des tubercules, et à la rupture d'un petit
vaisseau friable par suite des violentes contractions périnéales expulsives qui marquent la fin de
la miction.

Pour Guyon ces hématuries ne seraient pas d'o-
rigine prostatique, mais plutôt d'origine rénale.

Rarement on a affaire à une véritable urétror-
ragie ; cependant on a cité quelques cas (Reliquet,
Julien). Le plus souvent en face d'une hémorragie
profuse il faudra songer à une autre affection que
la tuberculose de la prostate.

On a également constaté quelquefois de véritables éjaculations sanglantes qui reconnaissent pour

cause l'extension du processus tuberculeux aux vésicules séminales.

d) Enfin, à tous ces symptômes viennent s'ajou-
ter des troubles rectaux qui s'observent plus particulièrement lorsque les lésions bacillaires siègent
loin de l'urèthre, du côté de la face rectale de la
prostate et sont pour ainsi dire excentriques. Ils
consistent en douleurs permanentes, pongitives,
siégeant dans l'anus et le périnée, s'irradiant jusque dans la verge, le bassin, l'hypogastre et parfois
dans les membres inférieurs.

Quelquefois ce n'est qu'une simple sensation de
pesanteur périnéale. Presque toujours le malade
présente du ténesme qu'il rapporte toujours au début de sa maladie et dont il est très affecté, car cette sensation de ténesme devient de plus en plus
sensible et de plus en plus impérieuse. Ces troubles
apparaissent, s'exagèrent par suite de la défécation, de la fatigue des membres inférieurs, de la
station assise, de la marche en voiture, du travail
pénible (travail des champs, piochage où le sujet
prend une attitude très fatigante).

Nous dirons pour résumer cet exposé des gros
signes de la tuberculose de la prostate qu'il faut
envisager deux sortes de symptômes : les uns qui
orientent le diagnostic du médecin, ce sont les divers troubles mictionnels, rectaux, etc., qui sont
accusés par le malade, les autres qui devront être
recherchés attentivement par le médecin pour lui
permettre de fixer son diagnostic et qui lui seront
fournis par deux modes d'exploration clinique : le
toucher rectal et le cathétérisme.

CHAPITRE III

Le retentissement de la lésion sur la miction elle-même

Dans le chapitre précédent, nous avons signalé simplement les troubles mictionnels que les auteurs classiques décrivent au cours de la tuberculose de la prostate. Nous allons reprendre maintenant l'étude de ces troubles et essayer d'en faire une description plus approfondie, nous réservant dans le chapitre suivant de rechercher leur explication ainsi que l'influence de la forme et du degré des lésions tuberculeuses sur ces troubles.

La tuberculose de la prostate, retentit souvent sur la miction et l'on peut observer :

1° Soit une augmentation du nombre des mictions parfois même de l'incontinence ;

2° Soit une difficulté de la miction pouvant aboutir à la rétention incomplète et parfois même à la rétention complète ;

3° Dans d'autres cas, la fonction mictionnelle ne subit aucun trouble.

Nous allons envisager successivement ces divers cas.

1° *Fréquence des mictions* (pollakiurie, incontinence).

La pollakiurie est un symptôme de début qui est presque constant dans la tuberculose de la prostate.

Dans presque toutes les observations que nous avons regardées, le malade rapporte le début de son affection à l'apparition de ce symptôme qui le plus souvent est accompagné d'un élément de souvenir beaucoup plus important dans l'esprit du malade, je veux parler de la douleur.

En effet, le malade est beaucoup plus frappé dans son imagination par la douleur que par la fréquence des mictions. Il ne se rappelle, et son souvenir est exact là-dessus, du nombre de ses mictions que parce qu'elles étaient douloureuses. Et il n'est pas rare de voir un sujet qui a des mictions douloureuses préciser le nombre de ses mictions, tandis qu'un autre sujet qui n'a pas éprouvé de douleur signaler simplement la pollakiurie sans pouvoir fixer le nombre exact de ses mictions.

Cette pollakiurie existe aussi bien le jour que la nuit, mais le plus souvent elle est plus accentuée dans la journée que pendant la nuit contrairement à ce qui se passe chez les prostatiques, chez lesquels la pollakiurie est nocturne et se produit surtout dans la seconde moitié de la nuit. Néanmoins il est des cas où les besoins sont plus fréquents la nuit que le jour. De plus ces besoins non seulement sont douloureux, mais encore ils sont impérieux.

Cette pollakiurie est plus ou moins considérable suivant les sujets ; elle atteint quelquefois des proportions extrêmes, invraisemblables, se produisant quelquefois toutes les cinq minutes. Mais dans les cas ordinaires, il n'est pas rare d'observer de 15 à 20 mictions par jour et de 8 à 12 pendant la nuit. C'est une fréquence à peu près moyenne lors de la période d'état de la tuberculose de la prostate. Mais dans les cas les plus graves et sous l'influence de causes diverses diminuant la résistance du sujet telles que fatigue musculaire, marche, station debout prolongée, travail des champs, etc, cette pollakiurie augmente, la miction alors se fait toutes les minutes goutte à goutte, puis le malade arrive à perdre d'une façon continue ses urines, sans s'en apercevoir ; les mictions sont involontaires, l'incontinence est tout à fait constitué. En somme on passe lentement de la pollakiurie à l'incontinence permanente par suite d'une augmentation progressive de la pollakiurie.

Quelquefois on observe un trouble spécial qui correspond à une évolution assez avancée de la tuberculose de la prostate et qui est caractérisée par ce fait que, après la miction normale, le malade perd quelques gouttes d'urine qui s'écoulent lentement sans aucune force et contrastant singulièrement avec le jet franc et normal qui les précède. C'est ce que les auteurs appellent la miction en deux temps ; elle est due à la communication d'une grosse caverne prostatique avec le canal de l'urèthre. Cette caverne se remplit dès le début de la miction et se vide de la façon que nous l'avons décrite après la miction véritable. Nous signalons ici ce phénomène car il pourrait faire croire après un examen

trop hâtif et sur le dire du malade à une incontinence qui va s'installer.

A mesure que s'installe l'incontinence, on peut
voir disparaître un élément qui influe beaucoup
sur le sujet lui-même ; c'est la douleur. En effet,
on constate que, peu à peu, tandis que la pollakiurie augmente, les mictions deviennent de moins en
moins douloureuses et finissent même par ne plus
être perçues par le malade. A ce moment le malade
laisse échapper l'urine sans être averti par aucun
besoin, sans en avoir conscience, sans percevoir
d'autre sensation que celle du contact humide des
vêtements que l'urine a mouillés. Il ne faut pas
croire que l'incontinence soit l'aboutissant fatal
de la pollakiurie. En effet, alors que la pollakiurie est un symptôme fréquent, l'incontinence est
observée dans quelques cas seulement au cours de
la tuberculose de la prostate. Nous ne voulons pas
donner des chiffres absolus à ce sujet, mais pour
fixer les idées nous dirons simplement que nous
l'avons trouvé trois fois sur 28 observations, c'est-à-
dire dans 10 pour 100 des cas.

2° *Dysurie. Rétention incomplète, parfois même
complète.*

La dysurie n'est pas un symptôme aussi fréquemment observé que la pollakiurie. De plus elle
apparaît rarement au début de l'affection ; le plus
souvent on ne la constate que lorsque la bacillose
prostatique est nettement constituée. Elle est caractérisée par ce fait que le malade éprouve de la

peine à satisfaire son besoin. En effet, il est obligé de pousser pour uriner et le plus souvent il s'écoule un certain temps entre l'apparition du désir d'uriner et la miction elle-même ; c'est ce qu'on appelle le retard à la miction. De plus, le malade malgré tous ses efforts n'arrive pas à satisfaire entièrement son désir ; en effet il a la sensation après avoir accompli la miction que sa vessie contient encore de l'urine ; c'est qu'il existe un peu de ténesme vésical qui empêche la miction de s'accomplir normalement. Cette dysurie ne donne pas qu'une sensation de gêne au malade ; très souvent elle est douloureuse. Aussi il arrive que le malade considérablement éprouvé par ses mictions douloureuses fait son possible pour ne pas satisfaire le désir dès qu'il apparaît ; il en repousse l'échéance le plus possible et il arrive que lorsqu'il veut céder au besoin par trop pressant il ne peut plus le satisfaire en entier, parfois même du tout et dans ce cas on est obligé de pratiquer le sondage pour évacuer la vessie. On se trouve alors en présence d'un cas de rétention complète.

C'est là un événement grave à allure dramatique car le malade éprouve des douleurs atroces qui lui font réclamer l'intervention rapide du médecin. Mais le plus souvent il n'en est pas ainsi ; les malades font simplement de la rétention incomplète, c'est-à-dire qu'ils n'évacuent pas complètement la vessie. Et ce fait peut être facilement mis en évidence par la pratique du sondage quelques minutes après la miction. En effet, lorsqu'on sonde un malade environ dix minutes après qu'il a satisfait son besoin, on retire souvent une quantité d'urine bien supérieure à celle que le rein peut sécréter dans une aussi courte période. C'est le cas du malade de l'observation n° 11 chez lequel un sondage pratiqué dans ces conditions, c'est-à-dire peu de temps après la miction, ramena 200 grammes d'urine, quantité bien suffisante pour faire apparaître le besoin d'uriner.

Cette rétention incomplète est insidieuse et son allure complètement dissimulée ; elle ne se manifeste pas aussi bruyamment que la rétention complète. Il faut y penser, car elle peut passer inaperçue et rester longtemps sans être combattue et ainsi favoriser la distension vésicale source de misères multiples pour le malade.

3° *La fonction mictionnelle ne subit absolument aucun trouble.*

Il est des cas rares où le malade n'accuse aucun signe attirant l'attention du médecin du côté de la fonction mictionnelle. Les mictions ne sont ni augmentées de fréquence, ni difficiles, ni douloureuses. On n'observe pas d'incontinence et le sondage après la miction ne ramène pas une quantité suffisante d'urine pour qu'il y ait rétention.

On peut dire que la miction est normale. Le diagnostic de la maladie ne se fait qu'à l'aide des autres symptômes et surtout des troubles rectaux qui dans ce cas semblent beaucoup plus accentués que dans les cas ordinaires. Néanmoins, cette ab-

sence de signes du côté de la fonction mictionnelle
ne persiste pas pendant toute la durée de l'affection. Il semble bien que dans les dernières phases
de l'évolution des lésions bacillaires de la prostate,
il apparait quelques troubles mictionnels peu accentués il est vrai mais qui néanmoins sont suffi-
samment intenses pour attirer l'attention du malade. Ce sont le plus souvent un léger degré de pollakiurie, un peu de douleur à la fin de la miction
et souvent un peu de dysurie.

CHAPITRE IV

Influence des formes anatomiques et du degré de l'affection sur les troubles mictionnels.

Nous venons de voir que dans la tuberculose de la prostate, les troubles mictionnels s'installent progressivement, débutant presque toujours par de la pollakiurie pour aboutir à des troubles beaucoup plus graves, et qu'ils suivent une évolution différente suivant les malades.

De même nous avons rappelé dans ce premier chapitre de notre travail, que les lésions anatomiques de cette affection évoluaient suivant un mode déterminé à peu près invariable.

Il est évident qu'entre ces lésions et ces troubles que nous avons décrits dans la tuberculose prostatique il y a une relation de cause à effet. Mais on doit se demander s'il n'y a pas un parallélisme assez étroit entre l'évolution des lésions et celles des troubles et si à telle lésion ne correspond pas volontiers un même trouble. Il semble logique de le croire et il doit se passer pour la tuberculose prostatique quelque chose d'analogue à ce que l'on observe pour la tuberculose pulmonaire par exemple où telle lésion provoque de préférence telles réactions cliniques.

Nous allons donc, au cours de ce chapitre, essayer de rechercher la corrélation qu'il y doit y avoir entre les lésions et les troubles de la tuberculose de la prostate ; nous étudierons successivement l'influence :

1° Des formes anatomiques ;

2° Du degré de l'affection sur les troubles mêmes de la miction.

1° *Influence des formes anatomiques.* — Au début de l'affection, à la période des petites granulations élémentaires on ne remarque rien du côté de la miction. Le plus souvent cette période passe inaperçue et lorsqu'elle est dépistée c'est à cause des symptômes de prostatite qui attire l'attention du côté du rectum. Néanmoins, lorsque toute la glande est congestionnée par suite de l'évolution des granulations tuberculeuses elle peut être augmentée de volume et d'une façon toute mécanique gêner la miction en enserrant l'urèthre prostatique. Mais ce sera une dysurie légère qui sera observée dans ce cas. Bien plus souvent à cette époque, l'urèthre prostatique est également touché par le processus tuberculeux et son inflammation produit les troubles typiques que l'on observe dans l'urétrite postérieure et qui sont caractérisés par la fréquence des mictions, les besoins impérieux et les douleurs à la miction. Le point de départ de tous ces troubles est la muqueuse de l'urèthre postérieur et celle du col de la vessie. En effet, ces muqueuses, par suite de l'inflammation sont plus facilement irritables et il s'en suit que les besoins deviennent plus fréquents et aussi plus douloureux. D'ailleurs à l'endoscopie on voit que la muqueuse est rouge ,luisante et fortement injectée surtout au niveau du veru-montanum tout comme dans l'urétrite postérieure. Le pourtour du col vésical est presque toujours œdématié, congestionné au niveau de la région prostatique surtout; quelquefois il y a des ulcérations et dans d'autres cas on observe des saillies œdématiées analogues aux fibromes de l'hypertrophie prostatique. Ces lésions expliquent aisément les quelques troubles mictionnels, pollakiurie, douleur à la miction, observés à cette période de l'affection.

A la période des nodules les signes mictionnels sont beaucoup plus nets et cela se conçoit facilement par suite du développement plus considérable des lésions bacillaires et de l'hypertrophie de la glande qui accompagne très souvent cette période de la tuberculose de la prostate. Les nodules peuvent faire apparaître de la dysurie, parfois même de la rétention, de la pollakiurie, etc.

La dysurie s'explique par la compression que les nodules et la prostate hypertrophiée, peuvent exercer sur le canal urétral ; c'est un trouble d'origine toute mécanique et l'observation n° 21 en est une démonstration bien concluante. En effet, dans cette observation le malade présente de la dysurie qui augmente à mesure qu'augmente un noyau induré que le toucher rectal révèle sur la prostate. On voit finalement la dysurie aboutir à la rétention alors

que le noyau induré atteint la grosseu. d'une noix.
Dans ce cas le rôle du nodule et de l'hypertrophie
prostatique concomitante est bien évident. Mais
l'augmentation considérable du volume glandulaire n'est pas seule à provoquer la dysurie et surtout la rétention. En effet si nous continuons à lire
l'observation n° 21 nous voyons que, après sa crise
de rétention le malade évacue spontanément par
l'urèthre une certaine quantité de liquide purulent
d'origine prostatique et qui correspond sûrement,
à la fonte d'un abcès tuberculeux. Néanmoins,
après cette évacuation la rétention persiste par
suite de l'existence d'un spasme de l'urèthre prostatique mis en évidence par le cathétérisme du canal uréthral. Ce spasme associé à l'hypertrophie
de la prostate avait provoqué une crise de rétention
complète.

Ce spasme de l'urèthre prostatique est très fréquent au cours de la tuberculose prostatique. Nous
avons déjà fait remarquer dans le chapitre II que
le cathétérisme était souvent impossible pour ne
pas dire presque toujours et que le bec de la sonde
venait buter et s'arrêter au niveau de la région
prostatique. Ce spasme n'est vaincu que par les
explorateurs métalliques.

L'explication de ce spasme est aisée. On doit le
considérer comme l'exagération pathologique du
réflexe qui retient normalement les urines dans la
vessie, et son apparition est provoquée par une lésion de l'appareil génito-urinaire, c'est-à-dire par
des tubercules du col et l'inflammation concomi-

tante des régions avoisinantes dans le cas de tuberculose prostatique. C'est donc un spasme d'origine périphérique. Il est intéressant à diagnosti-
quer car il témoigne de l'extension du processus tuberculeux au col vésical.

Ce spasme est un obstacle apporté à l'écoulement de l'urine; il en résulte un surcroit de travail
pour la vessie. A la longue la vessie se fatigue à ce
travail exagéré, elle ne tarde pas à se distendre.
Elle devient paresseuse et est incapable de se vider
complètement. Il s'en suit qu'une certaine quantité
d'urine reste dans la vessie après chaque miction
et que le malade ne peut expulser. C'est la rétention incomplète. (Voir observations n° 10 et 11.)
Les malades peuvent uriner mais si on sonde leur
vessie distendue de suite après la miction on retire
une quantité d'urine assez considérable (200 gr.
chez le malade de l'observation n° 11). Si la contraction de la vessie est insuffisante pour forcer la
contracture de l'anneau sphinctérien, le malade ne
pourra pas uriner. C'est alors la crise de rétention
complète avec ses manifestations si bruyantes, si
angoissantes, si dramatiques.

Plus tard lorsque les nodules ont évolué et donné naissance à des abcès puis à des cavernes et à
des fistules, qu'observe-t-on du côté de la miction ?
Si nous regardons les observations dans lesquelles
le toucher rectal ou autre moyen d'investigation
a révélé ces lésions, nous constatons que les troubles mictionnels sont variables, néanmoins il en
est un à peu près constant, c'est l'incontinence (obs.

4, 8, 18 et 19). Presque tous ces malades perdaient leurs urines goutte par goutte sans s'en apercevoir. Etait-ce par le même mécanisme que celui des prostatiques incontinents. c'est-à-dire par regorgement ? Certainement non, car ces malades avant d'être incontinents n'avaient jamais fait de la rétention comme cela s'observe chez les prostatiques. Cette miction par regorgement pourrait à la rigueur s'observer mais il est plus logique de croire que dans la grande majorité des cas, l'incontinence observée au cours de la tuberculose de la prostate est due à une destruction assez avancée par fonte tuberculeuse de la prostate, et ayant envahie la vessie. L'urine passe alors de la vessie dans l'urèthre en traversant la caverne prostatique comme à travers un entonnoir.

C'est ce qui a dû se passer chez le malade de l'observation n° 18 dont l'autopsie révéla une fistule recto-prostatique communiquant avec la vessie et aussi avec l'urèthre. En effet,ce malade présentait de l'incontinence. Il perdait ses urines goutte à goutte par le méat, seulement, lorsqu'il était assis ou couché les urines s'écoulaient par le rectum.

D'ailleurs Guyon a décrit cette forme d'incontinence par destruction de la région prostatique dans la cystite tuberculeuse. Seulement dans cette affection les tubercules se développent initialement dans la vessie pour venir envahir et détruire par fonte tuberculeuse la prostate ; tandis que dans la tuberculose de la prostate, les tubercules prennent naissance d'abord sur cette glande et puis s'abcèdent vers la vessie : d'où fistule vésico-prostatique. Qu'il se produise une communication entre la prostate et l'urèthre ce qui est facile à concevoir dans une prostate farcie d'abcès tuberculeux et voilà la vessie en communication avec l'urèthre par l'intermédiaire de la prostate. L'urine n'aura plus besoin de forcer le sphincter pour s'écouler. Elle suintera à travers la fistule vésico-prostato-urétrale ainsi constituée et apparaîtra au méat urinaire sans que le malade éprouve aucun besoin, sans qu'il en ait conscience, et sans qu'il perçoive d'autre sensation que celle du contact des vêtements mouillés par l'urine.

A cette période d'abcès et de cavernes on constate aussi quelquefois de la rétention. Tel est le cas de l'observation n° 14, par exemple, dans laquelle l'autopsie montre une prostate caverneuse type. Or les cavernes étaient restées localisées à la glande et n'avaient pas envahi les organes voisins. Seul le col vésical était ulcéré et il existait une contracture de l'anneau sphinctérien mis en évidence par le cathétérisme et l'intervention, spasme sur lequel venait s'épuiser la contraction vésicale, et qui explique la crise de rétention qu'avait eue le malade.

Les autres troubles mictionnels que nous avons étudiés, sont également observés au cours de cette période de l'évolution de la tuberculose de la prostate.

En résumé, nous pouvons dire qu'à la période des granulations il se produit des phénomènes congestifs de toute la glande et qui s'étendent même au col de la vessie et provoquent par suite des troubles mictionnels tels que pollakiurie, besoins impérieux, douleurs à la miction. Plus tard, quand les nodules augmentent le volume de la prostate, la miction est gênée d'une façon toute mécanique. En même temps les lésions bacillaires localisées au voisinage du col ne tardent pas à être le point de départ d'une réflexe énergique : le spasme urétral ou contracture de l'anneau sphinctérien de l'urèthre. La rétention de l'urine est constituée. Enfin, lorsque les nodules s'abcèdent et se fistulisent, peut apparaître un trouble nouveau : l'incontinence.

2° *Influence du degré de l'affection.* — Il est évident que les troubles mictionnels seront plus ou moins nets suivant que les lésions tuberculeuses seront plus ou moins accentuées. Un seul tubercule évoluant au milieu du parenchyme prostatique peut passer inaperçu à la rigueur et ne retentir nullement sur la miction. Au contraire si la prostate est bourrée de lésions tuberculeuses il est forcé que ces lésions provoquent une symptomatologie quelconque, assez nette cependant. Mais il faut envisager ici un autre point de vue : la situation des lésions. En effet, supposons que le tubercule unique que nous avons considéré tout à l'heure au lieu de se trouver au milieu de la prostate en plein tissu glandulaire siège soit au niveau de l'urèthre soit au niveau du rectum. L'évolution de ce tubercule aura bien moins de chance de passer inaperçue et pourra se manifester par une symptomatologie mictionnelle dans le premier cas, rectale dans le second.

Mais c'est surtout dans les derniers stades de leur évolution que les lésions tuberculeuses de la prostate provoquent des troubles nets de la miction ; en effet, à ce moment, non seulement toute la glande est plus ou moins envahi, mais encore les régions périprostatiques et surtout l'urèthre postérieur et le col vésical, à cause de leur situation anatomique sont toujours touchés par le processus tuberculeux. Il s'en suit que les troubles mictionnels sont beaucoup plus graves à ce moment et c'est alors en effet qu'on observe soit l'incontinence, soit la rétention.

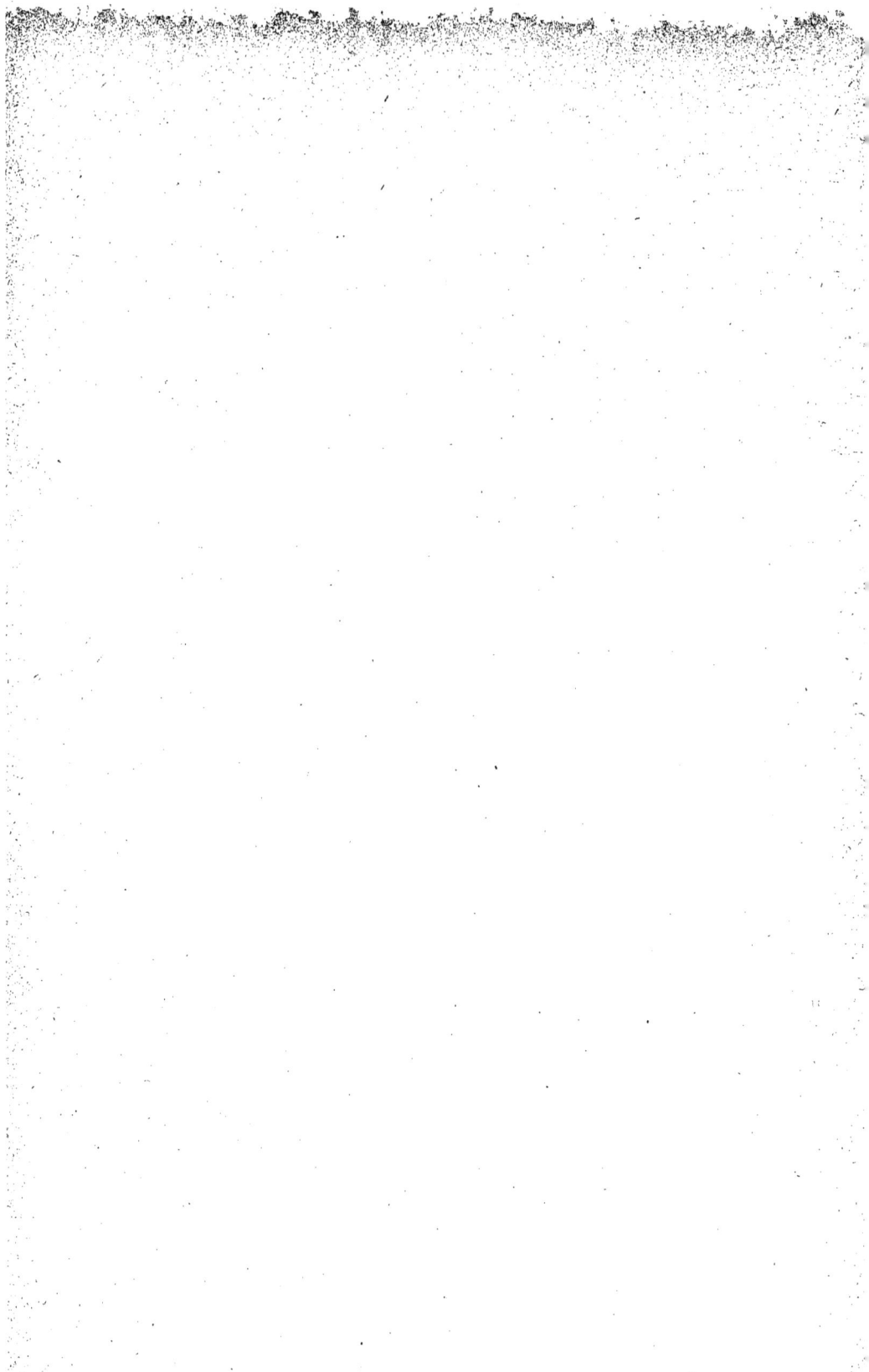

CHAPITRE V

Les conséquences des troubles mictionnels

La tuberculose de la prostate en elle-même est d'un pronostic grave mais ce dont les malades se plaignent surtout dans l'évolution de cette affection ce sont des troubles de la miction.

Ces troubles peuvent retentir sur tout l'appareil urinaire et par contre-coup sur tout l'organisme, en même temps que la douleur qui les accompagne influe considérablement sur le malade au point de vue moral, l'absorbe entièrement, l'hynoptise en quelque sorte sur la fréquence mictionnelle et la cuisson du col de la vessie dans l'intervalle des mictions, et le rend absolument incapable d'accomplir tout travail malgré un état général assez satisfaisant.

Nous étudierons d'abord les conséquences que les troubles mictionnels peuvent avoir sur tout l'appareil urinaire et ensuite nous regarderons ce que devient le moral de ces malades qui sont complètement absorbés par leur affection douloureuse.

Si nous cherchons ce que devient la vessie au cours de la tuberculose de la prostate, nous voyons qu'elle présente des modifications portant surtout sur sa capacité et sur sa sensibilité. On peut observer différemment des vessies petites et des vessies grandes ou plutôt distendues. Les premières s'observent très souvent au cours de la pollakiurie. Ce sont des vessies qui sont douloureuses à la distension parce qu'elles sont un peu enflammées ; aussi elles réagissent violemment par des contractions fréquentes et qui explïquent la pollakiurie. Lorsqu'on injecte un liquide quelconque dans ces vessies, on constate qu'elles contiennent peu et qu'elles réagissent dès qu'on a introduit environ 60 à 70 gr. de liquide et même souvent bien moins (obs. 7, 12, 13, 14, 15, 17, 22). A ce point de vue l'observation 14 est fertile en renseignements. En effet, on voit là une vessie petite, très contractée et très douloureuse, qui saigne facilement. Sa capacité est de 40 cc. On conçoit aisément la vie d'un tel malade dont la vessie a une capacité si faible ; il passe son temps à satisfaire son besoin d'uriner. Et encore il est bien heureux lorsqu'il n'existe pas un spasme uréthral sur lequel vient s'épuiser la contraction vésicale. Lorsque ce spasme existe, la contraction vésicale arrive à la longue à s'épuiser et elle est incapable alors de chasser l'urine que contient la vessie à travers le sphincter contracté. Le malade est obligé de pousser pour aider la contraction vésicale. Mais la presse abdominale elle-même ne tarde pas à être insuffisante et le malade alors fait de la rétention. Le plus souvent cette rétention est douloureuse, et cela se conçoit aisément car elle provoque de la dis-

tension sur une vessie enflammée et dont la sensibilité à la distension est par suite beaucoup plus
considérable. Cette douleur est continue et exces-
sive et oblige le malade à réclamer d'une façon très
pressante une intervention.

Ces vessies contractées non seulement sont douloureuses à la distension mais encore sont à peu
près impossibles à distendre et il est dangereux
d'essayer de les distendre car on risque de produire
une rupture vésicale. Guyon cite un cas très frap-
pant où une injection de moins de 200 gr. provo-
qua la rupture d'une vessie douloureuse contractée.

A côté de ces vessies rétractées on observe également dans la tuberculose de la prostate des vessies
à grosse capacité et qui semblent avoir leur sensibilité à la distention un peu émoussée (obs. 5, 10,
11, 16, 20, 21, 23). De plus, quelquefois (ainsi qu'on
l'observe dans l'obs. n° 11) la vessie est impuissante
à chasser toute l'urine qu'elle contient ; elle en retient une partie. C'est la rétention incomplète. Cette vessie paresseuse peut être la source de misères
multiples pour le malade. En effet, sous l'influence de cette rétention pourront apparaître les accidents les plus sérieux : infection ascendante pouvant gagner les reins, troubles de la fonction rénale, etc. Ces accidents sont assez fréquents et
Guyon et Albarran ont étudié et décrit les lésions
rénales de cette néphrite des rétentionnistes. L'état
général du malade qui est déjà mauvais par suite
des lésions bacillaires prostatiques, reçoit le coup

de grâce dès que la fonction rénale est atteinte. Le malade qui avait jusque là bien résisté reçoit un assaut fatal par suite de l'insuffisance rénale qui se crée. Et si l'intervention n'est pas précoce et bien dirigée, ces malades sont « la proie de l'infection urinaire ».

Parallèlement à ces troubles qui envahissant tout l'appareil urinaire et par suite retentissent sur l'organisme tout entier se développent quelquefois des troubles psychiques légers. En effet, il n'est pas rare de voir ces malades considérablement affectés par leurs troubles urinaires, se désintéresser de tout et ne penser qu'à leur affection. La douleur qu'ils éprouvent à satisfaire leurs besoins d'uriner trop fréquents empoisonne leur existence et il s'en suit que ce sont des malades décidés à supporter toute thérapeutique et qui même le plus souvent vont au devant d'une intervention et ne laissent aucun répit au chirurgien tant que ce dernier ne les a pas opérés. On conçoit facilement leur état d'âme leur abattement. Ils ne prennent aucun repos, aucune alimentation et par suite sont très affaiblis, très amaigris, et ils en arrivent à un état de dépression physique et morale considérable qui les conduit à la neurasthénie grave.

CHAPITRE VI

Les indications thérapeutiques qu'ils engendrent

Le plus souvent dans la tuberculose de la prostate le médecin aura surtout à lutter contre les troubles mictionnels, et dans la majorité des cas le traitement palliatif de ces troubles sera la seule méthode rationnelle car à cette période d'évolution de la maladie, les lésions sont trop avancées pour espérer un résultat efficace par une intervention directe sur la prostate. Nous n'envisageons dans ce chapitre que le traitement des troubles mictionnels sans nous occuper de la thérapeutique de la tuberculose de la prostate en général ; ce qui revient à dire que nous n'étudierons qu'une thérapeutique symptomatique et non causale.

Nous avons vu qu'un des troubles de la miction les plus fréquents était la pollakiurie douloureuse et qu'il est des cas où ce symptôme fonctionnel « prend un caractère d'intensité tellement marqué, soit que le sujet soit un névropathe, soit que la réaction irritative soit particulièrement marquée autour des lésions, que le sujet arrive lui-même à demander le secours chirurgical ».

Et nous savons que la douleur et la pollakiurie

qui sont des symptômes corollaires l'une de l'autre ont pour point de départ la muqueuse de l'urèthre prostatique, qui par ses lésions bacillaires
provoque la réaction sphinctérienne douloureuse.
Il semble donc indiqué de mettre au repos cette por-
tion de l'urèthre postérieur et d'empêcher l'urine
de venir l'irriter continuellement. Cette indication est nettement remplie par l'ouverture de la
vessie qui est en somme à la base de toutes les mé-
thodes palliatives; cette opération agit surtout en
détournant la voie de l'urine, en supprimant les
contractions vésicales, permettant ainsi à la vessie
de se reposer. Sous l'influence de ce repos la tension douloureuse de la vessie disparaît et les douleurs mictionnelles sont abolies puisque la miction ne se fait plus. L'urine en effet ne peut sé-
journer dans la vessie puisque ce n'est plus un ré-
servoir fermé, et elle s'écoule par l'ouverture qui a
été pratiquée. Elle s'écoule goutte à goutte au fur
et à mesure de son arrivée dans la vessie. Mais
suivant la situation de l'ouverture cet écoulement
se produira plus facilement et par suite il ne res-
tera pas dans la vessie de l'urine pouvant irriter
les lésions avoisinant le col vésical. Il existe deux
voies d'accès pour ouvrir la vessie, ce sont celles
employées pour aborder la prostate ; la voie hypogastrique et la voie périnéale.

La cystostomie sus-pubienne permet de se ren-
dre compte de l'état de la vessie et de voir si le processus tuberculeux ne l'a pas encore envahi surtout
dans la région du col, mais le drainage obtenu par

cette taille n'est pas aussi complet que dans la taille périnéale. Pendant fort longtemps on ne pratiquait guère la taille basse, c'est-à-dire par la voie périnéale. Mais depuis quelques années sous l'impulsion de Legueu, d'Augagneur, de Rochet, cette méthode jouit d'une certaine faveur. Elle a comme avantages de mieux drainer la vessie et surtout d'évacuer rapidement le bas-fond vésical. En effet, dans la taille haute il séjourne des produits purulents dans le bas-fond parfois assez longtemps avant d'être éliminés.

De plus la taille basse permet la spinctérotomie qui a une action sédative considérable sur certaines douleurs et certains ténesmes que la taille hypogastrique modifie très peu. Elle fait aussi tomber le spasme du col mieux que la taille haute et comme le dit le professeur Rochet supprime « la douleur des contractions vésicales qui ne viennent pas buter sur un sphincter fermé, mais tombent vite devant la porte périnéale largement ouverte ».

Voici en quoi consiste cette taille basse : on ouvre l'urèthre profond, on sectionne largement avec le lithotome double du frère Côme, par exemple, le sphincter prostatique et on met à demeure un très gros drain périnéal que l'on conservera pendant les premiers jours qui suivent l'intervention. On obtient ainsi des résultats qui pour n'être point parfaits procurent au malade un soulagement considérable. De plus cette opération a un autre avantage : en sectionnant le sphincter en effet, on ouvre la prostate et ainsi on peut intervenir sur les lésions bacillaires elles-mêmes. On pourra craindre avec raison la tuberculisation de la plaie opératoire quoi qu'il soit de notion courante que l'exposition à l'air des lésions tuberculeuses est un bon facteur de guérison.

La sphinctérotomie trouvera également son indication dans le cas de rétention par spasme douloureux du col ; en effet, elle supprime le spasme. Malheureusement elle crée à la place de la rétention une incontinence qui subsiste seulement quelques jours après l'intervention.

On emploiera aussi la sphinctérotomie dans les cas d'incontinence dûs à une pollakiurie exagérée et qui reconnaissent pour cause toujours un spasme sphinctérien. Dans le cas d'incontinence par destructions associées de la vessie et de la prostate cette méthode ne sera d'aucune utilité et il faudra songer à autre chose. A cette période il est assez indiqué si l'état général est assez satisfaisant et permet l'intervention de venir nettoyer et drainer la prostate qui subit la fonte caséeuse et de supprimer par conséquent un foyer putride ce qui est toujours utile. Evidemment dans ce cas la voie d'accès sur la glande prostatique est la voie périnéale. Quels seront les résultats d'une intervention pareille ? Probablement peu favorables car les lésions ne seront pas localisées à la prostate et s'il fallait intervenir sur tout ce que le processus tuberculeux a touché on serait obligé de supprimer toute la région du « carrefour uro-génital ».

Dans les cas de rétention incomplète doit-on in-

tervenir ? et comment ? Il est utile je crois d'insti-
tituer un traitement à cause des conséquences graves que cette rétention pourra avoir sur la fonction urinaire.

Pour éviter l'infection ascendante il faudra dès
que ce trouble mictionnel sera diagnostiqué faire
son possible pour faire évacuer complètement cette
vessie paresseuse ou impuissante. Le sondage évi-
demment est une bonne méthode mais il a un in-
convénient considérable ; en effet, la sonde peut
refouler dans la vessie, les produits purulents contenant l'agent tuberculeux qui se trouvent dans
l'urèthre prostatique et par conséquent infecter
cette vessie, avec d'autant plus de chance de succès
que cette dernière est en état de moindre résistance.
Il sera donc employé avec beaucoup de prudence
et de circonspection.

Si l'infection ascendante est proche, la situation
est plus embarrassante pour le chirurgien. Là encore la sphinctérotomie, ou même seulement l'in-
cision du sphincter sera d'une très grande ressource. Elle permettra aussi d'enlever la prostate légèrement hypertrophiée et qui par son volume est
aussi un élément important de dysurie et de réten-
sion. En somme dans presque tous les cas, il sera
utile de bien examiner le malade de façon à se ren-
dre compte exactement des lésions et cela ne sera
que lorsqu'on aura un certain doigté et une grande expérience de ces cas très difficiles, que l'on
pourra se permettre de trancher en faveur de telle
ou telle intervention.

Pour résumer l'étude du traitement des troubles mictionnels de la tuberculose de la prostate, nous dirons que le praticien trouvera dans la cystostomie sus-pubienne temporaire et surtout dans la spinctérotomie périnéale une méthode merveilleuse qui, si elle ne donne pas des résultats radicaux au point de vue de la guérison, procure un soulagement considérable au malade, soulagement qui parfois lui permet de passer quelques jours assez tranquilles avant de succomber aux étreintes fatales du terrible mal.

OBSERVATIONS

OBSERVATION PREMIERE

Tuberculose de la prostate

Bruno P..., 17 ans. Entré le 24 août 1901.

Pas d'antécédents, ni vénériens ni bacillaires.

L'affection débuta il y a deux ans par de la pollakiurie et de la douleur à la miction.

Actuellement : Hématuries terminales, pollakiurie 15/5.

Urines troubles contenant de l'albumine.

Examen microscopique des urines révèle des bacilles de Koch.

Le toucher rectal montre une prostate petite avec une bosselure dure sur la ligne médiane.

La cystoscopie montre un orifice uréthro-vésical très hypérémié. Vessie normale ; capacité vésicale conservée.

OBSERVATION II

Tuberculose de la prostate

Adrien B..., 25 ans. Entré le 1er octobre 1901.

Antécédents : Coxalgie dans l'enfance. Blennorragie et orchite il y a huit ans.

Début de l'affection : il y a un mois et demi par de

la douleur à la miction ; hématuries légères à la fin de la miction.

Les uriines étaient troubles surtout le matin.

Actuellement : pollakiurie 16/12. Douleur à la miction.

Urines troubles contenant de l'albumine.

Toucher rectal : prostate bosselée.

Cathétérisme : pas de rétrécissement.

Vessie tolérante ne réagissant qu'à 200 grammes.

OBSERVATION III

Tuberculose de la prostate

Michel D..., 26 ans. Entré le 10 décembre 1901. Décédé le 5 avril 1902.

Aucun antécédent ni bacillaire ni vénérien.

L'affection débuta il y a deux mois par de la pollakiurie et de la douleur à la fin de la miction. Les urines étaient troubles.

Actuellement : Douleurs très vives dans le canal de l'urèthre. Les mictions sont fréquentes : 10/10. Les urines sont troubles dans les deux verres.

Le toucher rectal révèle un petit noyau induré.

Le cathétérisme révèle un spasme très accusé de la région prostatique.

La vessie contient 80 grammes sans réagir.

Intervention le 7 février 1902 : Curettage de la prostate et des vésicules par la voie périnéale.

Après l'intervention, l'état général devient mauvais. Fièvre continue pendant quinze jours avec toux opiniâtre et crachats purulents.

Meurt le 5 avril 1902.

OBSERVATION IV

Tuberculose de l'épididyme et de la prostate.

François S..., 31 ans. Entré le 16 février 1902.
Antécédents : Blennorragie à 19 ans, bien guérie.
Début de l'affection : il y a trois mois par pollakiurie et douleur à la miction. Actuellement pollakiurie :
20/20. Douleurs vives s'irradiant de l'anus à l'extrémité
de la verge. La miction se fait goutte à goutte. Les
urines sont troubles.
Toucher rectal : prostate bosselée et douloureuse à la
pression. Les vésicules sont dilatées, fongueuses et douloureuses.
Testicules normaux, mais les épididymes présentent
des noyaux indurés.
Intervention le 11 mars 1902. Voie périnéale. Dissec-
tion de la prostate dont l'ouverture détermine l'issue
d'un peu de pus. Curettage des parties fongueuses. Ouverture de l'urèthre prostatique. Drain dans la vessie
sortant par orifice périnéal.
22 avril. Etat général médiocre.
Le malade urine par le périnée.
Décédé le 8 octobre 1902.

OBSERVATION V

Phlegmon prostatique d'origine bacillaire fistulisé
spontanément dans l'urèthre.

Joseph B..., 27 ans. Entré le 11 juillet 1903.
Antécédents : Blennorragie à 17 ans. Bronchite avec
hémoptysies il y a sept mois. Le testicule gauche s'ab-
céda puis se fistulisa il y a deux mois.

Actuellement, la bourse gauche présente une fistule d'aspect nettement tuberculeux. Le testicule correspondant est gros ainsi que son épididyme ; de plus ce dernier est induré et bosselé.

Le malade éprouve de la douleur à la fin de la miction.

Pas de pollakiurie. Urines troubles avec dépôt considérable.

Cathétérisme : Ni rétrécissement ni spasme.

La vessie contient 300 grammes facilement.

Toucher rectal : Prostate grosse, dure, bosselée et douloureuse.

OBSERVATION VI

Tuberculose prostatique avec spasme sphinctérien
.... *très marqué.*

Félix D..., 24 ans. Entré le 17 mars 1902.

Antécédents : Blennorragie il y a huit mois très bien guérie.

Mais depuis ce temps-là les mictions sont fréquentes et douloureuses.

Actuellement, la pollakiurie est de 8/8.

Douleur très vive s'irradiant de l'anus au périnée et soulagée par la miction. Aussi le malade pisse pour se soulager. Les urines sont claires.

Cathétérisme : Révèle un spasme de la région membraneuse qui ne cède qu'à la sonde métallique. L'urèthre postérieur saigne facilement.

Toucher rectal : La prostate présente un noyau induré.

Sort le 24 mai 1902.

Rentre dans le service le 26 mai 1903, parce que les

mictions sont plus fréquentes et qu'il souffre de douleurs rectales.

La position assise et surtout la défécation le font
beaucoup souffrir. Il souffre également pendant toute
la durée de la miction. Pollakiurie : 30/6. Les urines
du jour sont claires, celles de la nuit un peu louches.
Elles contiennent de l'albumine.

OBSERVATION VII

Bacillose prostatique.

Félicien P..., 30 ans. Entré le 6 février 1903.

Antécédents héréditaires : Mère morte de tuberculose pulmonaire.

Personnellement : Aucun antécédent.

L'affection débuta il y a dix-huit mois par de la pollakiurie nocturne. Lorsqu'il était très fatigué ses mictions se terminaient par de légères hématuries. Les urines étaient très troubles.

Actuellement : Pollakiurie toutes les dix minutes environ, jour et nuit.

Toucher rectal : Le lobe droit de la prostate présente
un gros noyau induré de la grosseur d'un pois.

Cathétérisme : Ni rétrécissement ni spasme.

Mais les dernières gouttes ramenées par la sonde sont
sanguinolentes. La vessie ne contient pas plus de 30
à 40 grammes.

Rien aux testicules ni aux reins.

OBSERVATION VIII

*Foyers d'ancienne prostatite bacillaire ayant gagné la
vessie et l'urèthre. — Pollakiurie simulant une incontinence.*

Joseph V..., 60 ans. Entré le 8 février 1905.

Antécédents : Rien au point de vue vénérien. Mais ci-
catrices nombreuses d'adénites suppurées autour du
maxillaire inférieur.

Début de l'affection il y a quatre ans par des hématuries légères et terminales. La fin de la miction était très
douloureuse et marquée par l'expulsion de petits caillots. Les hématuries se produisaient tous les quinze
jours ; dans l'intervalle des hématuries, les mictions
n'étaient pas douloureuses, les urines étaient troubles ;
un peu de pollakiurie surtout la nuit. La pollakiurie
augmenta progressivement et il y a cinq mois le malade
constata qu'il perdait ses urines continuellement sans
s'en apercevoir. C'est dans cet état qu'il vient à l'hôpital.

Examen : Le toucher rectal fait percevoir à la place
de la prostate un plastron tout bosselé, légèrement induré. Le cathétérisme avec l'explorateur métallique est
assez facile, mais le lendemain le conducteur seul peut
passer. La vessie contient 200 grammes ; mais elle devient rapidement intolérante après des manœuvres in-
tra-vésicales.

Le 7 mars, un cobaye inoculé meurt. L'autopsie révèle des lésions tuberculeuses.

OBSERVATION IX

Tuberculose prostatique. — Ancien abcès épididymaire.

Pierre O..., 39 ans. Entré le 23 mai 1905.

Antécédents : Antécédents bacillaires nets : abcès froid costal il y a six ans. Bronchites tous les hivers.

Il y a deux ans, il eut une blennorragie.

A 29 ans, il eut un abcès épididymaire en même temps que des hématuries.

L'affection actuelle a débuté par de la pollakiurie et de la douleur qu'il localise à la racine de la verge.

Examen : Le toucher rectal montre une prostate petite mais dure ; le lobe gauche fait une saillie assez dure.

Cystoscopie : Rien dans la cavité vésicale mais le relief de la prostate dans la vessie est très accentué et toute cette région apparaît très congestionnée.

Aux testicules on trouve un noyau induré au niveau de l'épididyme droit.

Le 8 juin 1905 : Intervention. Taille périnéale, prérectale. Sphinctérotomie avec le tithotome double.

Le 28, le malade va très bien et demande à sortir. Ses urines sont claires. Sa vessie contient 200 grammes sans réagir. Plus de douleur à la miction.

OBSERVATION X

Uréthro-prostate tuberculeuse

Joseph M..., 39 ans. Entré le 1ᵉʳ janvier 1903.

Antécédents : Rien au point de vue vénérien.

Pleurésie à 23 ans. Il y a deux ans abcès épididymaire fistulé. En mai 1902 il eut des douleurs lombaires sous forme de crises durant un quart d'heure, accompagnées de pollakiurie.

Actuellement : Douleurs lombaires disparues. Pollakiurie 7/5. La fin de la miction est douloureuse et marquée par l'apparition de quelques gouttes de sang. Urines troubles. Les testicules sont très sensibles. Les épididymes sont volumineux et durs. Le testicule droit présente de petits noyaux indurés.

Toucher rectal : Prostate bosselée au niveau du lobe droit.

Cathétérisme : Pas de rétrécissement. Mais on trouve un spasme de la région sphinctérienne. Vessie contient 250 grammes sans réagir.

Le 5 janvier 1903, on trouve de nombreux bacilles de Koch à l'examen bactériologique du dépôt obtenu par centrifugation des urines.

OBSERVATION XI

Prostatite bacillaire. — Rétention incomplète.

Marius F..., 31 ans. Entré le 26 octobre 1905.
Aucun antécédent ni vénérien ni bacillaire.

Début de l'affection il y a cinq mois par de la pollakiurie douloureuse et il y a deux mois les urines devinrent troubles.

Examen : Toucher rectal montre une prostate hypertrophiée et bosselée au niveau du lobe gauche.

Les urines contiennent de l'albumine et leur inoculation au cobaye provoque chez ce dernier des lésions tuberculeuses nettes.

20 novembre 1905. Cystoscopie : Pourtour du col rouge un peu œdématié.

Un peu de paresse de la vessie : dix minutes après la miction on retire 200 grammes d'urine. Capacité vésicale : 300 grammes.

OBSERVATION XII

Prostatite bacillaire.

Joseph B..., 23 ans. Entré le 13 novembre 1905.

Antécédents : Pleurésie. Pas de maladie vénérienne.

Début de l'affection actuelle : par de la pollakiurie et des douleurs pendant et surtout après la miction. Urines troubles. Légères hématuries terminales.

Actuellement : Même état du malade. Pollakiurie 6/6.

Toucher rectal : Les deux lobes prostatiques sont durs, volumineux et séparés par une rainure profonde. Le lobe gauche présente une induration caractéristique.

Le sondage ramène quelques gouttes de sang.

Capacité vésicale : 80 grammes environ.

Cystoscopie : Orifice uréthro-vésical rouge avec des saillies un peu œdémateuses.

OBSERVATION XIII

Tuberculose prostatique

Joseph Ch..., 27 ans. Entré le 8 juin 1906.

Antécédents : Rien, ni au point de vue vénérien ni au point de vue bacillaire.

Début de l'affection : Il y a deux ans par des hématuries légères et terminales. A cette époque, la défécation provoquait l'écoulement au niveau du méat d'un liquide visqueux et blanc.

Il y a trois mois : Pollakiurie 20/8 avec douleur à la fin de la miction. Les hématuries terminales persistent.

Urines troubles dans les deux verres.

Toucher rectal : Montre une induration profonde du lobe droit.

Cathétérisme : Ni rétrécissement ni spasme.

Capacité vésicale diminués : 70 grammes.

Urines inoculées à un cobaye détermine des lésions tuberculeuses nettes.

OBSERVATION XIV

Prostatite tuberculeuse très douloureuse avec rétention typique de la tuberculose prostatique.

Claude G..., 34 ans. Entré le 21 septembre 1906.

Antécédents : Lupus il y a quatorze ans.

Rien au point de vue vénérien.

L'affection débute il y a un an par de la pollakiurie et de légères hématuries terminales. Le début et la fin de la miction sont douloureux. Les douleurs siègent au niveau du périnée.

Le malade est obligé de pousser pour uriner à peine quelques gouttes. Il présente donc de la rétention.

Le cathétérisme montre qu'il existe un spasme vigoureux de l'urèthre profond.

L'exploration métallique avec le Thompson fait sentir une vessie assez petite, saignant facilement, très contractée et qui donne bien l'impression de la vessie douloureuse tétanisée.

Capacité vésicale : 40 grammes.

Toucher rectal : Rien d'apparent.

Le 13 octobre 1906. Intervention : Taille périnéale

et sphinctérotomie. On ne trouve pas la prostate. Le col est ulcéré. Le siège des lésions sur l'orifice uréthrovésical avec intégrité de la grande cavité vésicale explique dans une certaine mesure par la contracture de l'anneau sphinctérien la rétention qu'a présenté ce malade. (La contracture vésicale venait s'épuiser sur la contracture du sphincter.)

Le 4 novembre, on pratique l'autopsie du malade, qui est décédé le 1er novembre. Les reins sont tuberculeux et la prostate n'est qu'une vaste caverne tuberculeuse.

OBSERVATION XV

Tuberculose de la prostate.

François C..., 39 ans. Entré le 27 janvier 1907.

Aucun antécédent, ni vénérien ni bacillaire.

L'affection débuta il y a quatoze mois par une douleur vive mais passagère et survenant à la fin de la miction. La pollakiurie s'installa progressivement. La fin des mictions était marquée par des hématuries légères (deux ou trois gouttes sanguinolentes). La défécation faisait également apparaître quelques gouttes de sang au méat. Les urines étaient troubles.

Actuellement : Mêmes symptômes.

Examen : Les deux testicules présentent des lésions bacillaires.

Toucher rectal : Prostate hypertrophiée et douloureuse. Le lobe gauche présente plusieurs noyaux donnant sous le doigt la sensation de grains de plomb.

Cystoscopie : Le col est très congestionné, surtout au niveau de la région prostatique.

La capacité vésicale est très diminuée : 30 grammes.

OBSERVATION XVI

Tuberculose massive de la prostate.

Eugène R..., 33 ans. Entré le 6 février 1907.

Aucun antécédent, ni vénérien ni bacillaire.

Il y a un an, brusquement, le malade qui ne se levait jamais la nuit pour uriner fut obligé de se lever une quinzaine de fois. La pollakiurie était moins accentuée le jour. La fin de la miction était très douloureuse.

Actuellement : Mêmes symptômes.

Examen : Le toucher rectal montre une prostate hypertrophiée et bosselée. Les urines sont troubles dans les deux verres et présentnt de l'albumine.

Le 18 février. Pour la première fois la fin de la miction est marquée par une légère hématurie.

Cystoscopie : Cavité vésicale normale, muqueuse saine et non vascularisée. L'orifice uréthro-vésical est surmonté en arrière et sur les côtés par d'énormes saillies rappelant les fibromes de l'hypertrophie prostatique.

Capacité vésicale : 200 grammes.

OBSERVATION XVII

Tuberculose de la prostate et du col vésical. — Dysurie douloureuse.

Jean L..., 45 ans. Entré le 12 juin 1907.

Antécédents : Blennorragie il y a dix ans.

Début : Il y a un an par de la difficulté de la miction, de la pollakiurie. Les mictions étaient douloureuses et se terminaient par de légères hématuries.

Examen : Le toucher rectal montre une prostate petite présentant une induration sur la ligne médiane.

Le cathétérisme permet de retirer de la vessie 30
grammes d'un mélange purulo-sanglant.

Capacité vésicale : 35 grammes seulement.

Cystoscopie impossible à cause de l'hémorragie.

Inoculation des urines au cobaye : positive.

OBSERVATION XVIII

*Fistule recto-prostatique communiquant avec la vessie
et l'urèthre. — Epididymite suppurée droite.*

Antoine F..., 71 ans. Entré le 29 octobre 1907.

Antécédents : Deux blennorragies, l'une à 28, l'autre
à 40 ans.

L'affection débuta il y a neuf mois par de la gêne de
la miction, de la pollakiurie, puis progressivement le
malade perd ses urines goutte à goutte sans s'en apercevoir.

Examen : Le testicule droit est volumineux, bosselé
et prêt à s'abcéder au niveau de l'épididyme.

Le toucher rectal révèle une prostate présentant un
lobe gauche petit et induré, un lobe droit gros et criblé
de bosselures.

Cathétérisme facile. Urines claires.

Cystoscopie : Vessie présente une saillie assez volu-
mineuse au niveau du lobe moyen de la prostate.

Le 18 novembre 1907. Le toucher rectal montre au
niveau de la prostate une ulcération à bords déchiquetés
en forme de cupule et la pression à son niveau fait sourdre du pus et du sang par l'urèthre. Les urines s'écoulent par le rectum lorsque le malade urine assis.

Les urines inoculées au cobaye déterminent des lésions tuberculeuses nettes.

22 novembre. Intervention. Sphinctérotomie périnéale.

23 novembre. L'examen de fragment de prostate enlevée au cours de l'intervention révèle des lésions nettement tuberculeuses.

OBSERVATION XIX

Tuberculose prostatique et testiculaire. — Incontinence permanente.

Félix G..., 45 ans. Entré le 10 avril 1908.

Antécédents : Pleurésie à 35 ans.

L'affection débuta il y a quatre ans par de la pollakiurie qui s'exagérait par suite de la fatigue, de la marche, du travail aux champs ,etc. Puis, petit à petit, les mictions devinrent involontaires et le malade en ce moment perd ses urines goutte à goutte.

Examen : Epididymes durs, pleins de nodosités. Traces de fistules tuberculeuses aux deux bourses.

Cathétérisme : Sonde n° 16 arrêté dans la région prostatique.

Toucher rectal : Prostate dure, hypertrophiée, présentant sur le lobe droit une grosse bosselure transversale limitant en avant une dépression.

Cystoscopie : Impossible.

OBSERVATION XX

Tuberculose prostatique avec rétention d'urine chronique par spasme douloureux du col.

Émile F..., 15 ans et demi. Entré le 5 avril 1909.

Aucun antécédent ni vénérien ni bacillaire.

Il y a six ans : pollakiurie. Hématuries légères et terminales il y a trois ans. Jamais de douleur à la miction.

Actuellement, les urines sont troubles depuis quatre mois et le malade entre dans le service parce qu'il ne peut plus uriner.

Examen. Toucher rectal : prostate petite. Le lobe gauche est dur ; le lobe droit présente un noyau induré.

La vessie est distendue et pareille à celle des rétentionnistes. Le cathétérisme révèle un spasme douloureux du col.

L'inoculation des urines au cobaye est positive.

OBESERVATION XXI

Tuberculose prostatique avec rétention d'urine chez un ancien phtysique.

Louis-Paul F..., 29 ans. Entré le 10 juin 1909.

Antécédents très chargés. Blennorragie et orchite à 16 ans. Typhoïde suivie de tuberculose pulmonaire à 19 ans.

L'affection débuta il y a six mois par la dysurie. Etait alors à Casablanca ; il entra à l'hôpital militaire de cette ville pour se faire traiter. A ce moment l'examen révéla une prostate présentant un noyau induré du volume d'une noisette, et la pression à ce niveau faisait sourdre du pus au méat. Ce noyau augmenta de volume, tandis que la dysurie devenait plus considérable et qu'elle aboutit finalement à une crise de rétention ; à ce moment ce noyau avait la grosseur d'une noix. Quelques jours après le malade évacuait par l'urèthre une quantité considérable de pus d'origine prostatique. Cependant la rétention persistait toujours. Le cathétérisme révéla un spasme de l'urèthre prostatique. On laissa une sonde à demeure et on pratiqua le massage de la prostate.

Examen : Malade très amaigri. Etat général mauvais. Les testicules sont indurés et bosselés au niveau des épididymes.

Le cathétérisme ne révèle ni rétrécissement ni spasme.

La vessie est tolérante et légèrement atrésiée.

Sa capacité : 300 grammes.

Toucher rectal : Prostate indurée, bosselée à gauche, et la pression à ce niveau fait sourdre du pus au méat.

OBSERVATION XXII

Tuberculose prostatique. — Capacité vésicale diminuée.

Henri O..., 18 ans. Entré le 3 octobre 1909.

Début de l'affection il y a deux ans par des hématuries légères avec douleur à la fin des mictions. Puis pollakiurie ;les urines étaient troubles. Les hématuries apparaissaient surtout lorsque le malade repoussait trop longtemps le besoin d'uriner et il y a un an elles revinrent à la suite de fatigues.

Actuellement, mictions toutes les heures. Douleur (cuisson légère) avant, pendant et surtout après la miction.

Examen : Urines troubles et légèrement hématiques dans le deuxième verre.

La vessie est douloureuse à la pression et contient 30 grammes.

Toucher rectal : Prostate dure bosselée et présentant deux crêtes à la place des deux lobes.

OBSERVATION XXIII

Tuberculose prostatique. — Rétention.

Lazare P..., 40 ans. Entré le 29 janvier 1910.

Antécédents : Tuberculose testiculaire.

L'affection débuta il y a un an par de la pollakiurie très douloureuse. Les urines étaient troubles. Douleur aussi pendant la défécation.

Actuellement : Mêmes symptômes douloureux avec un peu de rétention.

Examen : Le lobe droit de la prostate a disparu presque complètement, mais la pression à son niveau est douloureuse. Le lobe gauche est hypertrophié, induré et également douloureux à la pression.

Vessie contient 200 grammes d'urine trouble et hématique à la fin du sondage.

L'inoculation des urines au cobaye est positive.

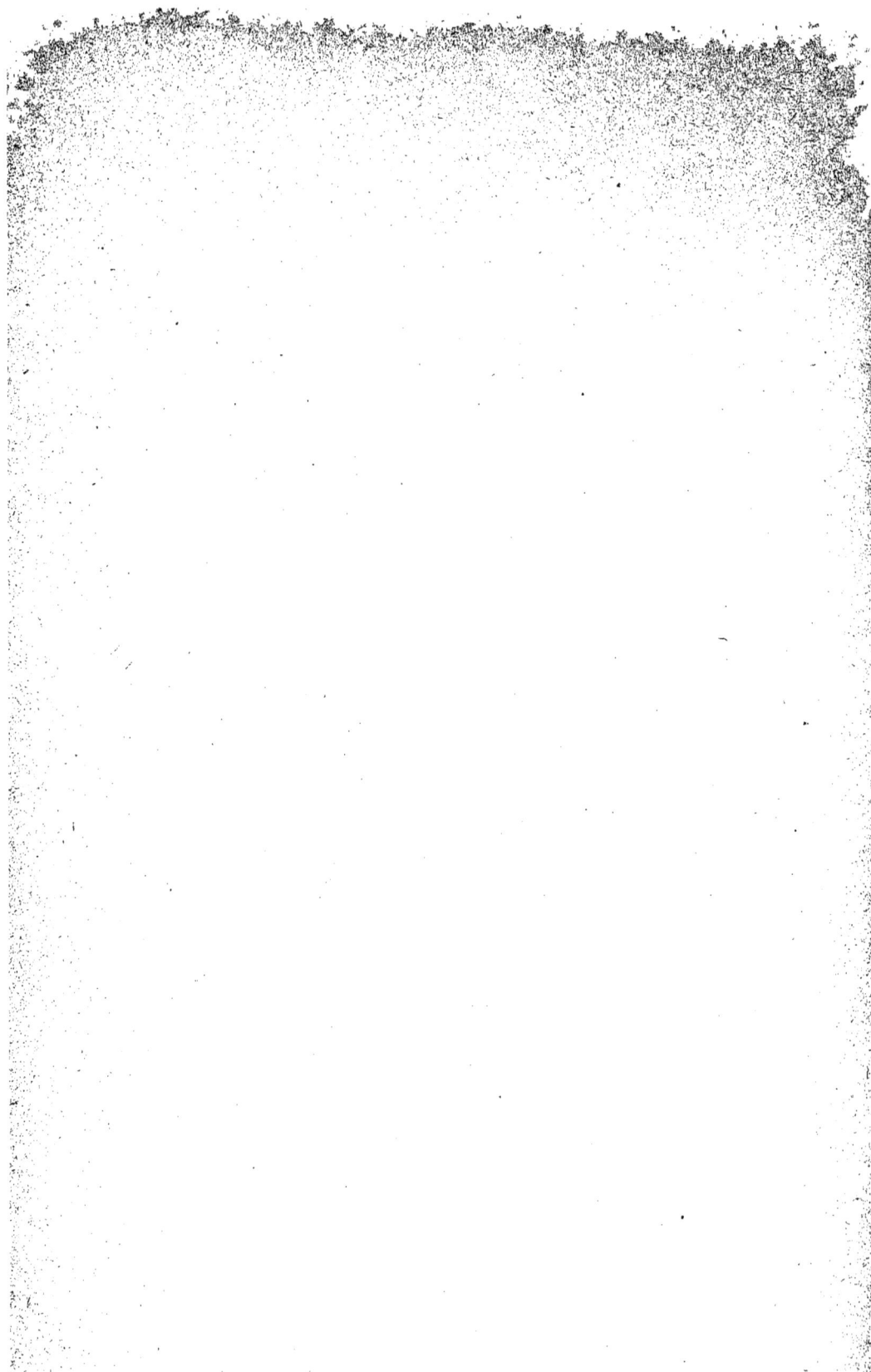

CONCLUSIONS

1° La tuberculose de la prostate présente comme symptômes fonctionnels des troubles de la miction, des troubles rectaux, des écoulements urétraux et l'adultération des urines. Les signes physiques devront être recherchés par le toucher rectal, le cathétérisme et l'endoscopie ;

2° La tuberculose de la prostate retentit sur la miction elle-même et l'on peut observer au cours de cette affection :

a) De la fréquence des mictions (pollakiurie) aboutissant quelquefois à l'incontinence ;

b) De la difficulté à la miction (dysurie) avec de la rétention incomplète, parfois même complète ;

c) Dans certains cas, la fonction mictionnelle ne subit aucun trouble appréciable ;

3° Par leurs formes anatomiques et par leur degré, les lésions bacillaires expliquent jusqu'à un certain point les troubles mictionnels :

La participation du col de la vessie à l'infection prostatique provoque la pollakiurie et la douleur.

L'incontinence peut être due, soit à l'exagération extrême de la pollakiurie, soit à des destructions avancées de la prostate et s'étendant à la vessie,

L'incontinence par regorgement, rarement obser-vée n'est qu'un symptôme de rétention.

La dysurie se produit sous l'influence de deux facteurs : le spasme uréthral et l'augmentation de volume de la prostate, bourrée parfois de gros tubercules ou même simplement congestionnée. Ces deux facteurs suivant leur intensité peuvent provoquer la rétention soit incomplète, soit complète;

4° Ces troubles mictionnels par suite de la perturbation profonde qu'ils jettent dans la fonction urinaire retentissent sur tout l'organisme du malade tant au point de vue physique qu'au point de vue psychique ;

5° La thérapeutique sera surtout palliative. Elle consistera le plus souvent dans la taille haute ou basse ou mieux encore en une spinctérotomie périnéale qui fera disparaître la pollakiurie douloureuse, la rétention et permettra en même temps d'agir directement sur les lésions bacillaires prostatiques qu'on rencontrera.

BIBLIOGRAPHIE

ALBARRAN. — *Médecine Moderne*, 1904.

BARTH GUIZY. — Tuberculose prostato-vésiculaire,*Annales des Mal. des organes gén.-uri.*, 1906.

BEINET. — La tuberculose de la prostate, Th. Bordeaux, 1906.

BÉRAUD. — Thèse d'agrégation 1886.

BOULLET et BATTEZ. — Compte rendu de la Société de Biologie, n° 1, 10 janvier 1913, p. 5.

BOURSIER. — Thèse de Paris 1886.

BRYANT. — *Ann. des mal. des org. génito-urinaires*, 1909, t. I, p. 929.

CRAUDON. — Tuberculose of prostate *Boston méd. and Surg. I.* 1902.

CATHELIN. — *Journal d'Urologie*, 1913, p. 136.

CAYLA. — Tuberculose des organes génito-urinaires, thèse de Paris 1887.

CIVIALE. — *Traité protique sur les maladies génito-urinaires*, 1850.

CORNIL et RANVIER. — *Manuel d'Histologie pathologique*, 1912, t. IV.

DEAVER. — Chirurgie de la prostate, *Ann. des mal. des org. gén.-urin.*, 1906, p. 767.

DELBET. — *Paris chirurgical*, mars 1912, p. 262-267.

DESNOS. — Traité des maladies des voies urinaires, 1898.
— Congrès de la Tuberculose 1893.
— Prostatite et cystite, *Journal de médecine de Paris*, sept. 1910.

FURBRINGER. — *Traité des maladies des voies urinaires*, 1892.

GENOUVILLE. — *Paris chir.*, mars 1912, p. 235-240.

GOTZ L. — La tuberculose de la prostate, *Folia urologica*, n° 7, p. 399.

GUYON. — *Leçons cliniques sur les maladies des voies urinaires*, 1897.

— *Leçons cliniques sur les affection chir. de la vessie et de la prostate*, 1888.

HALLÈ et MOTZ, — Tuberculose de l'urèthre postérieur, *Ann. gén. ur.*, 1903.

HARTMAN. — Des cystites douloureuses et de leur traitement, thèse Paris 1887.

— Du drainage de la vessie, *Gazette des Hôpitaux*, 16 avril 1887.

LENDORF. — Importance de la prostate dans la miction, *Journal d'Urologie*, 1912, p. 134.

MACFARLANE WALKER. — Les voies d'infection dans la tuberculose génito-urinaire, *The Lancet*, 15 fév. 1913.

POUSSON. — *Précis des maladies des voies urinaires*, 1909.

PRÉDAL. — La prostatectomie contre la rétention, thèse Paris 1897.

RECLUS. — Thèse de Paris 1874.

RELIQUET. — *OEuvres complètes*, t. VII.

ROCCHI. — Nouvelle méthode de recherche des maladies de la prostate, *Il policlinico*, 15 déc 1912, p. 1872.

ROCHET. — *Quelques données nouvelles de clinique et thérapeutique urinaires*, Lyon 1906, Storck et Cᵉ édit.

SIMLAIR TOUSEY. — Traitement de la tuberculose de la prostate, *Ann. gén.-urin.*, 1906, p. 775.

TÉDENOT. — Traitement de la tuberculose de la prostate, *Province médicale*, 2 mai 1908.

THOMPSON. — *Traité des maladies des voies urinaires*, 1874.

WILLIAM HUTCHINSON. — Une tuberculose hyperplasique de la prostate, *Journal d'Urologie*, 1913, t. III, p. 687.

Toulouse. — Ch. DIRION, libraire-éditeur rue de Metz, 22

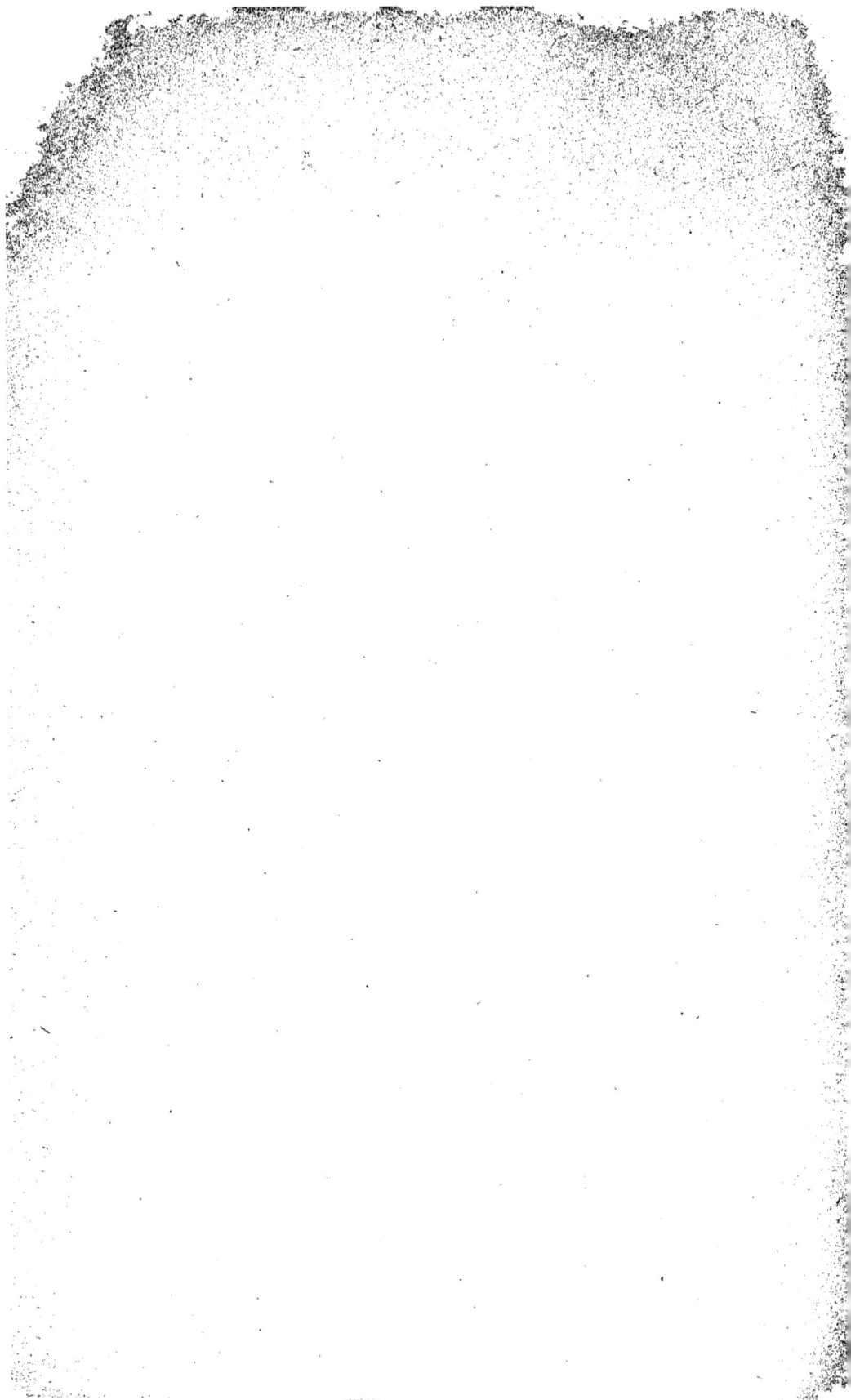

.

www.ingramcontent.com/pod-product-compliance
Lightning Source LLC
Chambersburg PA
CBHW071254200326
41521CB00009B/1771